AF298787

# SPLÉNOPEXIE SANS SUTURES

## PAR ENCLAVEMENT CICATRICIEL

## EXTRA-PÉRITONÉAL DE LA RATE

### (OPÉRATION NOUVELLE)

PAR

## le Docteur Henri FISCHER

PARIS

L. BOYER, ÉDITEUR

15, Rue Racine, 15

1900

# SPLÉNOPEXIE SANS SUTURES

## PAR ENCLAVEMENT CICATRICIEL

## EXTRA-PÉRITONÉAL DE LA RATE

(OPÉRATION NOUVELLE)

PAR

## le Docteur Henri FISCHER

PARIS

L. BOYER, ÉDITEUR

15, Rue Racine, 15

1900

# A RENÉ. WEILER

*Affectueux Hommage.*

# SPLÉNOPEXIE SANS SUTURES

## par enclavement cicatriciel extrapéritonéal de la rate

### (*OPÉRATION NOUVELLE*)

Par le Dr Henri FISCHER

---

On peut justement comparer la splénoptose à la né-phroptose, car on rencontre dans ces deux affections les mêmes facteurs étiologiques : augmentation du volume de l'organe, abus du corset, traumatisme, etc. Etant données l'insuffisance des moyens de fixation de la rate et sa mobilité physiologique, car elle se déplace selon l'état de réplétion ou de vacuité de l'estomac, on serait *a priori* porté à croire que son déplacement pathologique est plus fréquent que celui du rein, mais il n'en est rien ; la rate mobile est une affection rare, tandis que l'on rencontre très fréquemment en pratique des reins ectopiés.

Voyons rapidement comment est fixé cet organe. La rate fait partie de la cavité abdominale, où elle est maintenue en suspension en quelque sorte par quatre replis péritonéaux appelés épiploons ou ligaments suspenseurs de la rate, bien qu'à proprement parler il n'y en ait qu'un seul qui soit réellement suspenseur, le ligament phréno-splénique, et qui sont : le ligament gastro-splénique, le ligament phréno-splénique, le ligament pancréatico-splénique et enfin un petit diverticulum péritonéal qui s'insère d'une part au mésocolon transverse et de l'autre au diaphragme et qui reçoit dans sa concavité l'extrémité inférieure de la rate. Ce viscère est de plus soutenu par la masse intestinale, dont il suit les fluctuations. L'estomac lui-même, selon son état de vacuité ou de réplétion, lui imprime des déplacements ; il en est de même lorsqu'il est dilaté ou au contraire contracté.

*Étiologie.* — La splénoptose est due à une hypertrophie considérable de l'organe (fièvres palustres, leucocythémie, rachitisme, tuberculose splénique, tumeurs, etc.) qui l'entraîne par l'énormité de son poids, à l'abus du corset, au relâchement de la paroi abdominale (grossesses répétées, amaigrissement rapide) ou des ligaments suspenseurs, plus souvent à un traumatisme et quelquefois aussi à plusieurs de ces causes réunies, comme par exemple, un traumatisme chez un individu atteint de splénomégalie palustre, ainsi que nous l'avons observé chez le malade qui fait le sujet de notre petit travail.

*Symptômes.* — Douleurs abdominales à localisations vagues, généralement d'une intensité très moyenne, demandant rarement une intervention active, voire même un simple traitement, mais cependant pouvant être quelquefois très aiguës, sensations de poids, de tiraillements, troubles digestifs divers, selon la position occupée par la rate ectopiée, mais dont le siège toutefois est toujours situé à gauche. Souvent même c'est par hasard, en examinant le malade pour une autre cause, que l'on rencontre la rate flottante. Point n'est besoin d'insister. Pas de thérapeutique active dans ces cas qui ne demandent qu'à être ignorés puisqu'ils ne sont ni douloureux ni gênants.

Quelquefois, tout comme dans la néphroptose, la rate peut se tordre sur son pédicule et provoquer des douleurs atroces simulant d'autant mieux la péritonite que quelquefois la torsion du pédicule peut donner lieu à une véritable péritonite à pronostic très sombre, surtout si on en méconnaît la véritable origine et qu'on n'intervienne point à temps par une laparotomie suivie soit d'une splénectomie, soit d'une splénopexie selon les indications fournies par chaque cas.

*Diagnostic*. — Il faudra savoir différencier la spléno-ptose de la néphroptose. Pour cela on percutera avec soin la région lombaire afin de s'assurer de la présence ou de l'absence du rein, on percutera aussi avec soin la région splénique. Si la rate est à sa place, il s'agira, sans qu'il soit besoin d'insister autrement, d'une néphroptose ; si par contre on constate par la percussion que le rein n'est pas ectopié, c'est que la rate sera en cause. On ne négligera point de rechercher le ballottement rénal dans les cas douteux, et on arrivera ainsi facilement à différencier ces deux affections, en se souvenant que la splénoptose est relativement peu fréquente.

*Pronostic*. — Le pronostic est en général favorable, quant à la conservation de la vie, car la torsion du pédi-cule est un accident rare. Il est moins bon quant aux douleurs qui, dans quelques cas, très rares toutefois en vérité, demanderont une intervention active, car le port de bandages est le plus souvent un palliatif très aléatoire, et la vie peut devenir, dans quelques-uns de ces mauvais cas, intolérable pour certains de ces malheureux qu'aucun palliatif ne parvient à soulager, et qui en arrivent quel-quefois à préférer la mort à leur triste état, d'autant plus qu'ils sont obligés, de par l'intensité et la fréquence des attaques douloureuses, d'abandonner leur profession.

*Traitement.* — Dans les cas bénins, peu ou point de traitement. Bromures, valériane, galbanum, belladone, assa fœtida, douches, bains, opiacés, cacodylate de soude chez les nerveux auxquels on peut également faire porter une ceinture (celles de Grandcollot, 207, rue Saint-Antoine et de Lacroix, 7, rue de Médicis sont particulièrement recommandables dans ces cas). Lorsqu'on devra, par suite de l'intensité des symptômes, intervenir plus activement, il faudra absolument rejeter la splénectomie comme trop brutale et de plus comme dangereuse ; on ne doit point, de gaîté de cœur, priver l'organisme d'une glande qui, bien que nous n'en connaissions point la physiologie, peut avoir une utilité, soit pour l'individu, soit pour sa descendance, d'autant plus qu'on la peut conserver ; cette opération est, à mon sens, bien plus grave que l'affection contre laquelle elle est dirigée.

Un chirurgien allemand de grand talent, Rydygier (Congr. all. de Chir., 20 avril 1895, *Semaine Médic.* page 193) a le premier pratiqué une splénopexie, semblable en tant que technique à la néphropexie avec sutures et, partant, entachée de tous les défauts reprochés à cette méthode, c'est-à-dire du danger de passer des fils à travers un organe aussi délicat que la rate et que l'on peut déchirer ; — de la résorption trop rapide des fils qui peuvent également quelquefois lâcher d'eux-mêmes, soit en haut, c'est-à-dire à l'attache periosto-costale, soit en bas sur la rate elle-même. Bardenheuer a essayé de se servir du péritoine lui-même, comme moyen de fixation, par un procédé ingénieux que nous n'avons pas à décrire ici, car il est trop aléatoire et trop difficile à pratiquer pour le médecin et même pour le chirurgien de profession, qui n'est pas absolument rompu à la pratique de la chirurgie abdominale ; de plus, la contention manque la plupart du temps, tandis que par notre procédé que nous allons maintenant décrire, on obtiendra facilement, rapidement et sans danger pour le malade, la fixation de la rate. Nous pouvons dire qu'on réussira dans tous les cas, bien que nous ne présentions qu'une observation, car notre méthode est semblable à notre néphropexie sans sutures (*mutatis mutandis*), que nous avons le premier pratiquée en octobre 1897, et dont nous avons publié plusieurs observations en 1899 (1). Cette méthode a fait hautement ses preuves et a réalisé bien au-delà de nos espérances.

Nous aimons à croire qu'il en sera de même de celle-ci.

---

(1) Voir les brochures du Dʳ H. Fischer. *Néphropexie sans sutures par enclavement cicatriciel du rein* (Opération nouvelle). Jouve et Boyer, 15, rue Racine, in-8 (1899) *et Vade-mecum de thérapeutique chirurgicale.* (Article *Néphropexie*, page 247) Boyer, éditeur, 1900.

**Opération.** — Le malade, préparé comme pour toute opération abdominale, c'est-à-dire ayant pris une purge et un bain la veille, un lavement le matin de l'opération, est endormi sur le lit d'opérations, reposant sur le côté droit, la région à opérer rasée, aseptisée et maintenue propre par des champs trempés dans une solution antiseptique chaude quelconque. On aura également des linges stérilisés trempés dans une solution aseptique chaude de chlorure de sodium à 2 o/o pour refouler et maintenir les intestins dans le cas où ils viendraient à faire hernie pendant l'opération.

On incisera la paroi abdominale latérale gauche de la onzième côte à la crête iliaque, dans le prolongement de l'axe de l'aisselle, on coupera les téguments et la paroi musculaire prudemment, à petits coups, en voyant bien ce que l'on fait afin de ne pas pénétrer par effraction et avec dégâts dans le ventre.

En incisant lentement et en faisant bien éponger, on évitera tout accident, il faut avoir toujours présent à l'esprit que la paroi abdominale varie d'épaisseur selon les sujets.

Lorsque l'on sera arrivé sur le péritoine pariétal on fera l'hémostase soignée de la plaie afin de ne point faire pénétrer de sang dans la cavité abdominale. L'hémostase faite, on décollera le péritoine pariétal que l'on ouvrira

en dédolant sur la sonde cannelée ; on fera bien atten-
tion de prendre le péritoine et rien que le péritoine, car
le côlon descendant n'est pas loin du couteau, et, il ne
faut pas l'oublier, ne demande quelquefois qu'à être
sectionné ; lorsque le péritoine aura été ouvert on ira à
la recherche de la rate, ce qui sera très facile : on se
sera d'ailleurs rendu compte de sa situation avant l'intervention ; la rate trouvée on la fera passer à travers le
péritoine pariétal afin qu'elle devienne extra-péritonéale ;
ceci fait, on fermera le péritoine par des sutures à points
séparés au catgut, en prenant bien soin de laisser une
ouverture assez grande pour le passage du hile de la
rate qui ne doit pas être comprimé ; on pourrait au
besoin, s'il était nécessaire, réséquer un peu de péritoine ;
dans tous les cas, au niveau du passage du hile, on accolera sur lui-même un peu de péritoine, on le pliera sur
lui-même en quelque sorte afin de ménager une ouverture qui ne pourra pas se fermer ultérieurement par tissu
cicatriciel ; on fera ainsi un petit *ourlet* que l'on suturera
au catgut ; cet *ourlet péritonéal*, si j'ose m'exprimer ainsi,
créera un tunnel pour le passage du hile splénique et ne
pourra jamais ni s'obstruer, ni même se sténoser.

La rate étant maintenant exclue de la cavité péritonéale, il va falloir la fixer sans torsion du pédicule ; si la
brèche pariétale était trop grande, on la fermerait un

peu, car elle ne doit pas être plus grande que l'organe qu'il s'agit de fixer et qu'elle doit empêcher de se hernier au dehors. La paroi étant de la grandeur voulue, la rate maintenue dans une compresse trempée dans une solution de chlorure de sodium chaude à 2 o/o, on fait passer aux deux extrémités de la plaie et de chaque côté une double sangle d'os décalcifiés bien aseptiques, allant du bord droit au bord gauche de l'incision, à chaque bout, et que l'on suturera à l'extérieur de chaque côté aux parois; on aura au préalable créé ces quatre boutonnières à travers la paroi par transfixion, une sur chaque bord des extrémités de la plaie, en évitant par des compresses que le sang ne pénètre dans l'abdomen. Pour introduire les ponts d'os décalcifiés, on les fait pénétrer, par une de ces boutonnières cutanées, la droite par exemple, puis cheminer sous la plaie transversalement au-dessous de la ligne d'incision, pour aboutir à la boutonnière gauche en passant par l'orifice abdominal de cette ouverture, et sortir par son orifice cutané ; on placera la rate sur ces ponts qui ne doivent point la comprimer mais la maintenir en position. On s'efforcera toujours de fixer la rate aussi haut que possible et lorsqu'elle ne sera point trop hypertrophiée on fera en sorte de la placer sous les côtes.

La rate repose à ses deux extrémités sur deux ponts

d'os décalcifiés, elle est maintenue à la paroi ; la fermeture d'une partie de l'incision l'empêche de faire hernie au dehors, les ponts de se déplacer. On fera ensuite un pansement bien aseptique que l'on renouvellera le moins souvent possible et en prenant autant de précautions que s'il s'agissait de l'opération elle-même. La rate aura été, avant de la placer sur les ponts, légèrement avivée à la curette tranchante, qui ne doit point l'entamer mais seulement éroder la capsule, car la rate est un organe essentiellement vasculaire dont l'hémostase pourrait devenir très pénible. Au bout de six semaines environ, la plaie sera guérie et la rate fixée beaucoup plus solidement, si j'ose m'exprimer ainsi, que naturellement, alors qu'elle n'est point ectopiée. Bandage de corps serré par dessus le pansement. Séjour au lit jusqu'à cicatrisation complète de la plaie.

Quant aux sangles osseuses rien n'est plus facile que de fabriquer soi-même ces plaques que l'on taillera plus longues qu'il ne faudra, car on peut toujours les raccourcir.

Pour cette préparation, on se sert de préférence du tibia ou du fémur de bœuf que l'on peut d'ailleurs se procurer facilement partout ; on pourrait également employer les os longs de n'importe quel grand animal que l'on voudrait. On fait bouillir l'os ou les os choisis pendant toute une journée dans de l'eau contenant une forte quantité de carbonate de potassium, cette ébullition débarrasse les os de leur graisse, périoste, moelle, etc. Puis on les met ensuite, après les avoir sciés de la longueur et de l'épaisseur que l'on veut, dans un mélange de 10 parties d'acide chlorhydrique chimiquement pur et de 90 parties d'eau que l'on renouvelle tous les jours.

Au bout d'une dizaine de jours les os sont devenus mous et peuvent être façonnés et taillés comme on le désire. On les lave dans une solution de bicarbonate de sodium pour enlever les traces d'acide chlorhydrique qu'ils peuvent encore contenir, on les plonge ensuite, pendant 2 ou 3 jours, dans une solution de sublimé forte à 4 ou 5 pour mille, puis on les conserve soit dans de l'huile phéniquée, soit mieux encore dans une solution saturée d'éther iodoformé. Les ponts d'os décalcifiés doivent avoir un bon travers de doigt de largeur.

Il est bien entendu que l'on ne suture point la plaie une fois que la rate est fixée, et qu'on la laisse telle quelle, après toutefois, cela va sans dire, en avoir fait soigneusement la toilette et l'avoir saupoudrée d'iodoforme; on placera un drain dans la partie la plus déclive de la plaie, que l'on retirera au bout de 2 à 3 jours. La cicatrisation se fera par deuxième intention. Il se forme un tissu cicatriciel par granulations et bourgeonnement ; les ponts agissent, en plus de leur rôle de soutien, comme corps étrangers : ils deviennent des centres d'irritation, de bourgeonnements et par suite de véritables *incilationes ad proliferationem*. Le péritoine pariétal s'accolera de nouveau à la paroi aux deux extrémités de la plaie et formera ainsi un sac qui empêchera la rate de se déplacer ultérieurement ; de plus, il lubrifiera la partie antérieure et les extrémités supérieure et inférieure de ce viscère. Sauf indications spéciales, nous ne défaisons le pansement que le dixième jour après avoir retiré les drains et nous le refaisons sous le couvert de la plus grande asepsie. En règle générale il faut faire le moins de pansements possible.

Dans un temps qui peut varier de six semaines à 2 mois 1/2, le tissu cicatriciel, qui conserve et maintient la rate dans sa nouvelle position, est entièrement formé. Les ponts d'os décalcifiés finissent à la longue par se résorber entièrement. On voit qu'il devient impossible à cet organe de s'ectopier, maintenu comme il l'est par la gangue cicatricielle et la poche péritonéale.

En septembre 1899, nous eûmes la bonne fortune de recevoir à notre consultation un marin âgé de 47 ans, H...S..., atteint de splénomégalie avec ectopie de la rate. Ce malade, alcoolique invétéré, qui avait été atteint de fièvres paludiques graves pendant un séjour prolongé aux colonies, était tombé, en 1895, de la hune de misaine sur le pont, et depuis cette époque souffrait atrocement, à tel point qu'il avait été obligé d'abandonner les longs-courriers sur lesquels il avait l'habitude de voyager, pour naviguer sur un petit canot-lamaneur et faire la petite pêche, car il était obligé de cesser son travail très fréquemment et de se reposer tout à fait pendant un temps plus ou moins long, à cause des violentes douleurs qu'il ressentait au moindre effort nécessitant un peu de force ou une application soutenue.

Les différents traitements qu'il avait suivis peu ou prou d'ailleurs, n'avaient amené qu'un soulagement très problématique.

A l'examen nous constatâmes une splénoptose avec hypertrophie de l'organe. Encouragé par les brillants résultats de notre néphropexie sans sutures nous lui conseillâmes une splénopexie qu'il accepta avec joie. Dans les premiers jours d'octobre 1899, nous lui fîmes l'opération selon la technique que nous avons décrite plus haut.

Rien de particulier à noter pendant la convalescence. Lorsque le malade quitta Paris, en janvier 1900, tous les phénomènes douloureux avaient disparu. La rate était solidement fixée dans sa nouvelle position extra-péritonéale, ce que l'on sentait très facilement d'ailleurs par la simple palpation.

Nous avions recommandé à ce marin de vouloir bien revenir se montrer vers la mi-juillet afin que nous puissions constater l'état dans lequel il se trouverait et juger ainsi de la valeur thérapeutique de notre intervention qu'il nous tardait de publier, et nous rendre compte également si la rate, devenue par notre procédé extra-péritonéale, ne s'atrophierait pas au point de disparaître tout à fait. Pour des raisons indépendantes de sa volonté, H. S... n'a pu venir à Paris qu'il y a quelques jours (1er décembre 1900) et encore avec maintes difficultés.

Nous avons alors constaté que les symptômes nerveux ne s'étaient plus reproduits, que notre malade pouvait vaquer à ses affaires et s'adonner au rude labeur de matelot de grand voilier et que naturellement, point n'est d'ailleurs besoin de le dire, sa rate était solidement fixée et nullement douloureuse.

## CONCLUSIONS

1° Les moyens médicaux, quels qu'ils soient, ne servent de rien dans l'ectopie splénique grave.

2° Les opérations de Rydygier et de Bardenheuer, bien que très ingénieuses, sont d'une technique un peu trop compliquée pour la grande majorité des praticiens ; de plus, bien exécutées, elles n'assurent point la fixation de la rate dans tous les cas ; les fils cèdent, coupent l'organe, etc, etc. De plus elles ne sont point réglées, le chirurgien ayant en quelque sorte à improviser sa technique pour chaque cas.

3° Notre opération nouvelle est simple, facile, à la portée de tous les praticiens. Les temps en sont bien réglés, elle ne nécessite ni connaissances ni instrumentations spéciales.

4° Elle assure toujours la fixation de la rate car elle

agit triplement : 1° par le tissu cicatriciel de la plaie que nous ne fermons point ; — 2° par les ponts d'os décalcifiés qui contribuent à irriter les tissus environnants et deviennent des centres autour desquels se forment des granulations et de la lymphe plastique qui enserrera la rate ; — et 3° par la poche séreuse créée par l'accolement du feuillet pariétal à la paroi et qui contribue aussi à empêcher tout déplacement de cet organe. Les lamelles d'os décalcifiés seront aussi elles-mêmes remplacées par un tissu de cicatrice, lorsqu'à la longue elles auront été résorbées ; elles ajoutent leur pouvoir contentif à celui de la cicatrice que nous laissons se fermer par deuxième intention afin d'obtenir un tissu cicatriciel fort.

5° Elle respecte l'intégrité de la rate.

6° Notre opération réussira là où les autres procédés auraient échoué et rendra par conséquent d'importants services ; il est à peine besoin d'ajouter qu'elle réussira également là où les autres auraient été couronnées de succès.

L. Boyer, imprimeur-éditeur, 15, rue Racine, Paris.